DES

VICES RÉDHIBITOIRES

ET

DE LA MÉDECINE VÉTÉRINAIRE,

PAR

M. PHILIDOR COUTURIER,

[illegible] DE CHALON-SUR-SAÔNE.

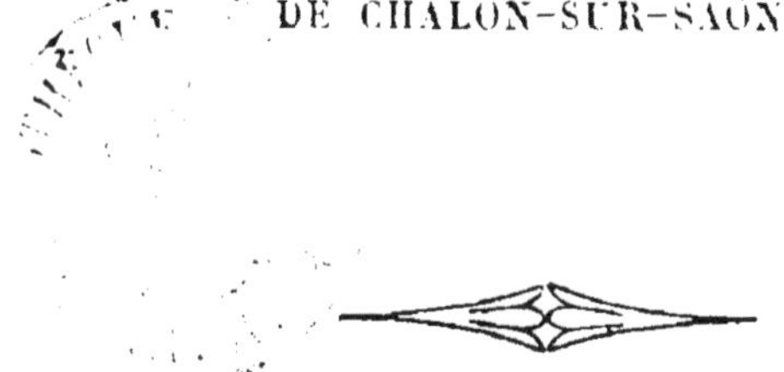

CHALON-SUR-SAONE,

De l'Imprimerie et Lithographie de J. DEJUSSIEU.

1861.

DES VICES RÉDHIBITOIRES.

La loi du 20 mai 1838 contient, au sujet des vices rédhibitoires dans les ventes d'animaux, les dispositions suivantes :

Sont réputés vices rédhibitoires et donnent seuls ouverture à l'action résultant du droit civil dans les ventes ou échanges des animaux domestiques ci-dessous dénommés, sans distinction des localités où les ventes et échanges ont eu lieu, les maladies ou défauts ci-après, savoir :

POUR LE CHEVAL, L'ANE OU LE MULET.

1° La fluxion périodique des yeux ;
2° L'épilepsie ou le mal caduc ;
3° La morve ;
4° Le farcin ;
5° Les maladies anciennes de poitrine ou vieilles courbatures ;
6° L'immobilité ;
7° La pousse ;
8° Le cornage chronique ;

9° Le tic sans usure des dents ;

10° Les hernies inguinales intermittentes ;

11° La boiterie intermittente pour cause de vieux mal ;

POUR L'ESPÈCE BOVINE.

1° La phthisie pulmonaire ou pommelière ;

2° L'épilepsie ou mal caduc :

3° Les suites de la non-délivrance ;

4° Le renversement du vagin ou de l'utérus ;

(Ces deux derniers cas après le part chez le vendeur).

POUR L'ESPÈCE OVINE.

1° La clavelée.

Cette maladie, reconnue chez un seul animal, entraîne la rédhibition de tout le troupeau.

La rédhibition n'a lieu que si le troupeau porte la marque du vendeur.

2° Le sang de rate.

Cette maladie n'entraîne la rédhibition du troupeau qu'autant que, dans le délai de la garantie, sa perte constatée s'élève au quinzième au moins des animaux achetés.

Dans ce dernier cas, la rédhibition n'a lieu également que si le troupeau porte la marque du vendeur.

L'action en réduction du prix ne peut être exercée dans les ventes et échanges d'animaux énoncés dans la disposition ci-dessus rappelée.

DÉLAIS.

Le délai pour intenter l'action rédhibitoire est, non compris le jour fixé pour la livraison, de trente jours pour le cas de fluxion périodique des yeux et d'épilepsie ou mal caduc, de neuf jours pour tous les autres cas.

Si la livraison de l'animal a été effectuée ou s'il a été conduit dans les délais ci-dessus hors du lieu du domicile du vendeur, les délais sont augmentés d'un jour par 5 myriamètres de distance du domicile du vendeur au lieu où l'animal se trouve.

Dans tous les cas, l'acheteur, à peine d'être non-recevable, est tenu de provoquer la nomination d'experts chargés de dresser procès-verbal ; la requête est présentée au juge de paix du lieu où se trouve l'animal. Ce juge nomme immédiatement, suivant l'exigence des cas, un ou trois experts qui doivent opérer dans le plus bref délai.

La demande est dispensée du préliminaire de conciliation, et l'affaire est instruite et jugée comme matière sommaire.

Si, pendant la durée des délais ci-dessus fixés, l'animal vient à périr, le vendeur n'est pas tenu de la garantie, à moins que l'acheteur ne prouve que la perte de l'animal provient de l'une des maladies spécifiées.

Le vendeur est dispensé de la garantie résultant

de la morve et du farcin pour le cheval, l'âne et le mulet, et de la clavelée pour l'espèce ovine, s'il prouve que l'animal, depuis la livraison, a été mis en contact avec des animaux atteints de ces maladies.

Les règles sur les vices rédhibitoires dans les autres cas sont déterminés par l'usage.

Les seules qu'on puisse donner dans de telles circonstances sont :

1° Que l'identité des choses doit être avouée ou constatée ;

2° Que les vices rédhibitoires d'une portion font rescinder, pour le tout, la vente d'une même partie de marchandise ;

3° Que, s'il est de la nature même de la chose d'avoir quelque vice, il n'y a pas lieu à rédhibition ;

4° Qu'on doit se conformer aux usages locaux, tant sur ce qu'on peut appeler défauts de qualité, lorsqu'il n'est pas évident pour les juges que le vice allégué rend la chose impropre à l'usage pour lequel elle avait été achetée, que sur le délai dans lequel l'acheteur doit former son action, et qu'en pareille matière tout dépend de la prudence des juges, si quelque loi n'a rien prononcé sur ce point ;

5° Que si, dans le bref délai accordé pour faire la réclamation on constate le vice de la chose, la présomption est qu'il existait au moment de la vente, sauf au vendeur à prouver le contraire ;

6° Que le délai étant écoulé, l'action est non-recevable si elle n'est fondée sur l'aveu du vendeur ;

7° Que si la chose a péri par sa mauvaise qualité, le vendeur est tenu de cette perte, et si au contraire elle périt par cas fortuit avant que les vices aient été constatés, l'acheteur n'est plus recevable dans sa réclamation.

Il n'est pas nécessaire d'attendre, pour l'introduction de la demande, l'effet d'une expertise ordonnée contradictoirement. Aussitôt que l'acheteur reconnaît le vice, il peut s'adresser au président du tribunal de commerce ou au juge de paix pour le faire constater, et le procès-verbal devient le fondement de la demande, sans préjudice des exceptions du défendeur.

Le vendeur ne peut repousser cette demande en offrant la preuve de sa bonne foi et l'ignorance où lui-même était du vice rédhibitoire, parce qu'il ne s'agit pas d'une rescision pour cause de dol, mais d'une rescision pour cause d'erreur. Mais s'il a connu le vice, il doit être condamné à des dommages-intérêts.

Du reste cette demande peut, selon que l'acheteur le préfère, avoir pour résultat d'obtenir la résolution avec restitution du prix et des dommages-intérêts ou une diminution sur le prix s'il veut garder la chose, et même après avoir intenté l'une de ces actions, il a droit d'y renoncer pour intenter l'autre.

Les maladies épidémiques et contagieuses qui, dans certains temps, règnent parmi les animaux, sont vices rédhibitoires à l'égard de ceux qui en sont atteints.

Pour être rédhibitoire, le vice doit être caché. Les défauts apparents et dont l'acheteur a pu se convaincre lui-même, n'auraient point ce caractère. L'acheteur est présumé avoir voulu acheter la chose malgré le vice qu'il connaissait, et par conséquent n'avoir souffert aucun tort. Et, lors-même qu'il ne l'eût pas connue, il ne pourrait imputer le tort qu'il éprouverait qu'à sa négligence ; il ne tenait qu'à lui d'examiner ou de faire examiner la chose avant de l'acheter. Ainsi, un cheval aveugle ou borgne présente un vice patent et qui par cela même n'est pas rédhibitoire. Mais, lorsqu'on a garanti la vue d'un cheval, une enquête peut être ordonnée pour vérifier si, au moment de la vente, l'animal avait sur les yeux un commencement de cataracte.

GARANTIE.

La garantie des vices rédhibitoires est soumise à plusieurs conditions.

1° Il faut que le vice ait existé dans le temps du

contrat. S'il n'est survenu que depuis, le vendeur n'en peut être tenu, puisque la chose est devenue aux risques de l'acheteur.

On a jugé que l'acquéreur, qui se plaint d'un vice rédhibitoire, devait prouver que ce vice existait lors de la vente.

Toutefois, un autre arrêt a décidé que, lorsque l'action rédhibitoire était exercée dans le temps accordé pour la former, la présomption légale était que le vice rédhibitoire existait à l'époque de la vente.

M. Delvincourt admet cette présomption, sauf la preuve contraire quand il s'agit d'un vice donnant lieu à une action limitée par un court délai, et il met la preuve à la charge de l'acquéreur dans le cas où il n'existe pas de délai déterminé.

2° Il faut que le vice dont se plaint l'acheteur n'ait pas été excepté par une clause spéciale de l'obligation de garantie.

Si cependant cette clause était le résultat d'une dissimulation frauduleuse du vendeur, il n'empêcherait pas qu'il demeurât soumis à la garantie.

3° Il faut enfin que le vice n'ait pas été connu de l'acheteur lors de la vente, à moins que, connaissant ce vice, il ait stipulé expressément la garantie. Il serait même repoussé dans ce cas si, par la connaissance qu'il avait seul du vice rédhibitoire, il avait surpris au vendeur l'engagement de garantie.

Le vendeur qui ignore, en vendant, un vice rédhibitoire, n'est pas moins tenu de la garantie, s'il n'a stipulé de bonne foi la décharge de cette obligation.

La garantie a toujours lieu pour les animaux attaqués de maladies contagieuses, quelles que soient les conditions de la vente.

La garantie n'a pas lieu dans les ventes faites par autorité de justice. La justice n'est jamais présumée avoir voulu tromper personne.

La garantie des vices rédhibitoires s'applique à tous les accessoires de l'objet vendu, pourvu qu'ils aient été désignés d'une manière spéciale et non sous une dénomination d'universalité.

Ainsi, lorsqu'on vend une métairie avec tant de chevaux, la garantie est due pour les vices rédhibitoires qui se manifestent dans chacun de ces animaux ; mais si la métairie a été vendue avec les bestiaux et les autres meubles qui s'y trouvent, cette forme universelle exclut la garantie.

L'étendue de la garantie varie selon que le vendeur ignorait ou connaissait le vice rédhibitoire.

Dans le premier cas, il n'est obligé qu'à la restitution du prix et au remboursement des frais.

Mais, dans le second, il est tenu en outre des dommages-intérêts de l'acheteur.

Le vendeur doit être considéré comme ayant connu le vice lorsque, ayant une raison légitime de le soupçonner, il n'en a rien dit à l'acheteur. Exemple :

il ignorait la maladie d'un animal vendu, mais il savait et n'a pas dit que cet animal venait d'un pays où régnait la maladie dont il se trouvait atteint.

ACTIONS.

De l'obligation de garantie naissent deux actions, savoir :

L'action rédhibitoire proprement dite par laquelle l'acheteur demande la résolution de la vente.

Et l'action appelée en droit romain estimatoire, par laquelle il demande la restitution d'une partie du prix en proportion avec la moins-value qui résulte des vices cachés pour la chose vendue.

Cette moins-value est arbitrée par experts.

On peut intenter l'une ou l'autre de ces deux actions, bien qu'il ne manque à la chose vendue que l'une des qualités promises.

Mais l'acheteur qui choisit l'une de ces deux actions et qui succombe, ne peut plus intenter l'autre.

L'acheteur qui exerce l'action rédhibitoire peut demander la restitution du prix et même les intérêts depuis le jour du paiement, le remboursement des frais occasionnés par la vente, et en outre des dommages-intérêts lorsque le vendeur a connu les vices de la chose et les a dissimulés lors du marché.

Suivant Pothier, l'acquéreur ne peut exiger le remboursement des frais de nourriture d'un animal, parce qu'ils se compensent avec les services qu'il en a tirés ; mais dès l'instant de la demande en garantie, l'animal ne doit plus travailler, et les frais de fourrière datent de cette époque.

L'acheteur doit rendre la chose si elle existe encore ou du moins ce qui en reste avec les accessoires, par exemple la peau d'un cheval mort, les harnais, la selle, etc.

Mais la perte arrivée par cas fortuit est au compte de l'acheteur.

Néanmoins il serait équitable d'accorder, dans ce dernier cas, à l'acquéreur, le droit de répéter la moins-value résultant du vice caché ; en effet, la perte de la chose n'empêche pas que cette diminution de valeur n'ait eu lieu et n'ait dès-lors causé un préjudice à l'acquéreur.

Pothier pense même que l'acheteur, par la faute de qui la chose a péri, conserve l'action rédhibitoire, sauf à déduire ce que vaudrait la chose vendue dans l'état où elle se trouvait, si elle n'eût pas péri par sa faute.

Si l'acheteur a seulement détérioré la chose, l'action rédhibitoire est évidemment recevable ; mais l'acquéreur fait raison au vendeur à qui il la rend de ce dont elle se trouve diminuée de valeur.

L'action rédhibitoire est indivisible de la part de l'acheteur : ainsi elle ne peut être intentée que par tous les héritiers de l'acheteur ou par tous les acheteurs, si l'acquisition a eu lieu en commun ; autrement le vendeur souffrirait un préjudice s'il était obligé de reprendre seulement pour partie la chose vendue.

Mais l'action se divise au contraire contre les héritiers du vendeur ou les co-vendeurs ; celui d'entre eux qui est condamné à reprendre la chose pour partie, n'aurait toujours que cette portion si l'action s'exerçait contre tous.

Lorsque plusieurs choses ont été comprises dans un marché, si l'une d'elles se trouve atteinte d'un vice rédhibitoire, le marché doit-il être résolu pour le tout ou seulement pour cette chose ?

Il faut distinguer :

Si la chose atteinte du vice rédhibitoire est l'objet principal de la vente, la rédhibition de cette chose entraîne celle de tous ses accessoires, et la rescision du marché pourra être demandée pour la totalité.

Au contraire, le vice n'est-il que dans une des choses accessoires, la rédhibition n'a lieu que pour cette chose.

COMPÉTENCE.

Si le vendeur est marchand, il est justiciable du tribunal de commerce.

Si l'acquéreur est éloigné du tribunal compétent, il peut faire nommer un expert par le président du tribunal du lieu, ou même, en cas d'éloignement, par le maire. Mais le procès-verbal dressé par un expert du choix de l'acquéreur, pourrait être annulé comme acte de complaisance.

(*Code civil*, art. 1641 et suivants.)

DE LA MÉDECINE VÉTÉRINAIRE.

Nous avons cru devoir faire suivre cette analyse des vices rédhibitoires de l'indication de plusieurs remèdes se rattachant à la médecine vétérinaire, et qui seront sans doute d'une grande utilité pour tous, surtout pour ceux qui, eu égard à leur isolement, sont privés des secours d'un vétérinaire.

Guérison de la fracture d'un cheval.

On a cru longtemps, dit l'*Abeille cauchoise*, que lorsqu'un cheval avait un membre fracturé il n'y avait plus rien à faire qu'à abattre le cheval. Beaucoup de personnes pensent encore de même. Ceci est cependant une erreur qu'il importe de dissiper.

Un très-beau cheval appartenant à M. Acoyer, maître de poste à Saint-Germain-en-Laye, eut une jambe cassée, le 1er avril 1860, sur la route du Hâvre, auprès d'Ivetot. La fracture avait atteint le membre postérieur droit et était oblique. L'animal fut confié aussitôt aux soins de M. Leullier, médecin-vétérinaire, qui appliqua au membre fracturé un appareil dont l'invention, dit-on, lui appartient et qui déjà lui a réussi trois fois. Le cheval, laissé en liberté et sans être soumis à aucun moyen de contention, a gardé l'appareil pendant cinquante-trois jours sans dérangement aucun, et au bout de six semaines l'animal a pu être mis dans une prairie, toujours en liberté. Lors de l'enlèvement de l'appareil, la soudure était complète et le cheval s'appuyait franchement sur le sol.

Une légère claudication se remarque encore chez l'animal par suite de l'affaiblissement causé au membre fracturé par le défaut d'exercice, mais on assure qu'elle aura complètement disparu d'ici à très-peu de temps.

Maladies des chevaux.

L'avertissement suivant que nous communique un de nos cultivateurs émérites, s'adresse principalement aux propriétaires de chevaux. Il arrive très-souvent, dit-il, que l'avoine contrariée pendant la récolte germe et se détériore. Les chevaux qui en sont nourris contractent des maladies qui affectent les organes de la digestion et les voies urinaires. Ils perdent l'appétit, ont des coliques et rejettent par les narines. Il faut alors leur donner, une ou deux fois par semaine avec leur avoine, un mélange de sel de cuisine et de grains de genièvre, six ou huit onces de l'un et deux onces des autres grossièrement pilés. Ce traitement fort simple obtient un heureux résultat.

Moyen de préserver les bestiaux du typhus.

Notre correspondance du Nord relate un fait curieux qui ne manque pas d'importance pour l'agriculture. Il paraît qu'un propriétaire des environs de Moscou aurait trouvé le moyen de préserver les bestiaux du typhus contagieux qui, il y a quelques années, donna de si vives inquiétudes aux éleveurs. Le moyen est simple, et nous le rapportons dans l'intérêt des grands agriculteurs de notre département, si malheureusement plus tard le cas se présentait. Il consiste dans l'inoculation de la salive d'un sujet malade, sous la peau des bestiaux qui sont menacés du fléau. Cette inoculation est aussi efficace que celle du claveau pour le mouton et de la vaccine pour l'homme. Voici le procédé : On prend de la salive d'un bœuf chez lequel le typhus s'est prononcé ; puis, faisant une incision de deux centimètres environ à la peau, à la face interne de la cuisse, on la décole avec le bout du doigt, de manière à y faire une petite poche et on y introduit la salive. L'animal est atteint d'une maladie factice, d'un caractère bénin et qui le préserve du typhus, qui ne se déclare plus chez ceux qui en ont été affectés une fois.

L'âge de la vache par l'inspection des cornes.

Chaque corne a pour base un prolongement osseux appelé cheville. Elle représente, lorsqu'elle est détachée de sa cheville, une longue tige creuse et conique formée par l'assemblage d'une succession de cornets emboîtés les uns dans les autres et séparés à l'extérieur par un sillon transversal plus ou moins profond.

Ces cornets ou cercles sont le produit de la sécrétion de chaque année. Chaque année, on voit, à l'origine de la corne frontale, se former un cercle qui, l'année suivante, se trouve repoussé par un cercle de nouvelle formation, et toujours ainsi, en sorte que le cercle le plus ancien se trouve le plus éloigné de la peau.

Il suffit donc, pour évaluer l'âge de l'animal d'après l'inspection de ses cornes, de compter le nombre de sillons qui séparent les cercles les uns des autres, et ce nombre donnera celui des années. Mais comme les deux premiers sillons ne sont réellement apparents que jusqu'à trois ans, et qu'ils disparaissent ordinairement lorsque l'animal fait quatre ans, on doit alors, pour éviter toute erreur, compter les sillons à partir du sillon triennal, et regarder comme l'expression du travail de trois ans toute la portion de corne située au-dessus de ce sillon.

Les anneaux de 4, 5, 6, 7 et 8 ans se succèdent assez régulièrement et sont en général assez bien prononcés. Mais, après cette époque, les cercles se confondent entre eux et ne fournissent plus que d'obscurs renseignements.

Guérison de la météorisation des bestiaux.

Plusieurs journaux des départements signalent comme infaillible un procédé très-simple pour guérir la météorisation des bestiaux. On délaie une cuillerée de chaux éteinte dans un demi-litre d'eau, et on fait avaler la liqueur au bœuf ou à la vache malade. Si au bout d'un quart d'heure l'animal ne commence pas à désenfler, on lui donne une dissolution de chaux en mettant seulement un quart de litre d'eau. Pour un mouton, les doses de chaux et d'eau doivent être réduites au quart.

De l'emploi du sel de cuisine dans la nourriture des animaux.

Nous écrivons sous la dictée des circonstances. Pendant les trois années qui ont précédé celle-ci, nous n'avons point songé à recommander l'emploi du sel de cuisine dans l'alimentation des animaux ; mais aujourd'hui qu'une atmosphère constamment humide nous paraît de nature à compromettre leur santé, nous pensons qu'il serait d'une bonne pratique d'ajouter quelques poignées de sel, deux ou trois fois par semaine, aux rations des moutons et des vaches. On arroserait d'un peu d'eau salée la nourriture des chevaux, qu'ils ne s'en trouveraient que mieux. Le sel de cuisine est un condiment qui aiguise l'appétit, stimule les organes digestifs, corrige les qualités nerveuses ou douteuses des fourrages et previent bien des maladies. Nous connaissons des contrées marécageuses où l'élève des moutons était impossible avant l'emploi du sel, et qui, à cette heure, n'ont pas plus à souffrir de la nourriture que les contrées sèches. Le sel est d'autant plus utile que la nourriture est plus aqueuse, que les fourrages ont été récoltés dans de plus mauvaises conditions, ou que les graines données au bétail ont muri difficilement.

Des carottes dans l'alimentation des chevaux.

L'*Ohio-Farmer*, journal agricole des États-Unis, publiait dernièrement une notice dans laquelle il affirme qu'une mesure d'avoine et une mesure de carottes nourrissent aussi bien un cheval que deux mesures d'avoine; non pas que les carottes contiennent autant de substance nutritive que l'avoine, mais parce qu'elles exercent sur le système digestif une influence qui facilite et complète l'assimilation des aliments.

Si l'on nourrit des chevaux exclusivement avec de l'avoine, une partie de cet aliment traverse le corps des animaux sans être absorbée et digérée. Mais si à l'avoine on ajoute une petite proportion de carottes, l'appétit des chevaux augmente, ils digèrent plus aisément, et ils consomment ensuite avec plaisir du foin médiocre que, moins bien disposés, ils fouleraient aux pieds.

A ce que dit le journal américain, nous pouvons ajouter ce que publiait dernièrement le savant docteur Rauch, dans une revue allemande, à savoir que les carottes sont éminemment favorables aux chevaux. Cette alimentation leur fait acquérir de l'embonpoint et un poil magnifique. Au printemps, les carottes leur font un bien extraordinaire.

Toutefois il ne faut rien exagérer, et c'est là que gît la difficulté. Beaucoup de personnes qui connaissent le parti que l'on peut retirer de l'emploi de ces racines pour la nourriture des chevaux, ont dépassé les bornes, et c'est à ce défaut de mesure seul qu'il faut attribuer les mécomptes éprouvés et la défaveur qui s'en est suivie contre une pratique d'une grande utilité. La proportion que l'on peut conseiller consiste à donner aux chevaux de une à deux parties de carottes pour trois parties d'avoine, plus la quantité ordinaire de foin.

Moyen de provoquer le lait chez la vache, la chèvre et la brebis.

Il arrive souvent que les femelles des animaux

domestiques ne donnent pas de lait après la parturition; ce défaut de sécrétion est nuisible à la santé de la mère et préjudiciable au nouveau-né.

Dans la plupart des cas, on parvient à faire tomber le lait dans le pis en excitant les mamelles par des frictions d'eau-de-vie.

Mais si ce moyen ne réussit pas, on administre à l'animal un litre de lait tiède dans lequel on délaye un quart de litre de semence de fenouil.

La dose est moitié pour une brebis ou pour une chèvre.

Si par exception le lait n'était pas tombé au bout de quarante-huit heures, il faudrait recommencer l'opération.

Remède contre la fièvre des vaches qui viennent de vêler.

Cette maladie commence ordinairement le 2me jour après que la vache a vêlé. L'appétit et la rumination cessent : la vache trépigne beaucoup avec les pieds de derrière, un frisson la saisit, et le pouls est petit et précipité; elle se couche bientôt et une faiblesse générale l'empêche de se relever. C'est la première période de la fièvre.

Dans la seconde, les accidents deviennent plus violents; l'animal gémit, le regard est abattu; il porte la tête sur le côté ou toute droite; quand elle est relevée, elle retombe de suite. Dans la troisième, le pouls diminue encore et devient plus rapide; la vache est inquiète, elle lance des ruades, elle donne des coups de tête, les yeux sont farouches, elle grince des dents, des convulsions générales et violentes annoncent la mort.

Dès l'invasion de la maladie on fait avaler à l'animal, toutes les deux heures, un demi-litre de bon vin blanc ou un peu moins d'un quart de litre d'eau-de-vie mêlée avec de l'eau et de la farine; on frotte tout le corps avec des bouchons de paille et on le couvre d'une couverture de laine. En même temps on donne des lavements avec une infusion de camomille mêlée avec un peu d'huile.

Après six ou huit heures, si la maladie ne diminue pas, on administre, suivant les accidents, le vin, la valériane, l'acide sulfurique, la liqueur Hoffmann, la camomille et la menthe poivrée. Si les mamelles sont enflées, on y applique des cataplasmes tièdes et préparés avec une infusion de graine de foin, et on trait le lait.

Après la guérison de la maladie on donne pendant quelques jours un mélange d'eau de farine, de la soupe au pain et du bon foin; si la digestion n'est pas encore rétablie, on y ajoute de la poudre angélique.

Nous ferons observer en finissant qu'il ne faut pas relever la vache atteinte de cette maladie, parce qu'elle pourrait tomber et se blesser dangereusement.

Préservatif de la Péripneumonie bovine.

Un des agriculteurs les plus distingués du nord de la France, M. Demesmay, est arrivé récemment à préserver ses étables de toute atteinte de ce fléau épidémique en administrant à ses animaux une ration journalière composée de :

Pulpes de betteraves. . .	50	kilogr.
Tourteau.	3	»
Sel ordinaire.	50	gram.
Sulfate de fer.	10	»

Cette dernière substance doit être dissoute dans la boisson ordinaire ou dans un barbotage farineux. La paille doit en outre être accordée à discrétion. En même temps il faut assainir les étables par le lavage à la chaux et séparer les animaux malades.

Le Piétin et la Cachexie des moutons.

Parmi les diverses maladies qui affectent l'espèce ovine, le piétin est une des plus communes.

Ce mal consiste dans la formation d'un ulcère qui ronge successivement le sabot du mouton, puis quelquefois le pied tout entier. Il attaque surtout les bêtes améliorées par le croisement. Sa cause principale provient de l'humidité du sol à l'époque ordinaire de l'année : le pied se ramollit, puis finit par se désorganiser entièrement.

On a cru pendant longtemps que le piétin était

un mal contagieux, mais plusieurs écrivains disent cette opinion sans fondement.

Pour le faire disparaître, M. Dutestu, directeur de la bergerie impériale de Moncrarel, conseille l'emploi d'un médicament que l'on doit à un vétérinaire distingué de la Sarthe, M. Plasse, du Mans.

En voici la composition :

Acide sulfurique. . . .	3	parties.
Eau.	15	»

On opère le mélange par petites quantités dans un vase en verre et l'on agite à mesure, puis on verse dedans de l'alun calciné et pulvérisé, de manière à former une pâte de consistance suffisante pour adhérer à la face interne de l'onglon.

On doit avant tout parer le pied malade et couper les parties atteintes le plus près de la chair vive, sans effusion de sang; ensuite on étend convenablement la pâte avec une petite spatule.

Un seul pansement suffit pour arrêter le mal et le faire cesser entièrement. L'animal, qui aura dû être séparé des bêtes saines dès l'apparition de la maladie, pourra, le troisième jour, retourner aux champs avec elles.

Depuis deux ans, les cultivateurs se plaignent d'une maladie qui fait tomber la laine de leurs brebis. Un cultivateur allemand lui oppose avec succès quelques feuilles de pin mêlées au fourrage des animaux. Le principe amer dont sont douées ces feuilles paraît avoir une action médicinale analogue à celle du lupin comme préservatif de la cachexie ou pourriture. On y remédie aussi en mêlant un peu de sel à la nourriture des animaux.

Nourriture économique des animaux.

Si l'on donne le son seul aux chevaux et en trop grande quantité, une partie de son effet utile est perdue, et il peut occasionner des accidents; mais ajouté à d'autres aliments non azotés, il est une excellente nourriture. En France, quand on l'a employé seul, on ne l'a pas apprécié à sa valeur; dans la Bavière rhénane, lorsqu'il y avait encore des postes, les maîtres de poste nourrissaient leurs chevaux de pommes de terres cuites auxquelles ils ajoutaient du son, et ces chevaux, sans manger d'avoine, faisaient très-bien leur service. Longtemps donc après que la pratique avait reconnu les bons effets du son ainsi employé, la science vient de nous en rendre compte.

Nouvelle méthode pour l'engraissement des bœufs.

Cette méthode que pratiquent les fermiers anglais consiste à présenter à un bœuf en graisse, à discrétion, les aliments qui doivent composer sa nourriture. Le râtelier sera garni de foin et de paille, une auge contiendra des tourteaux, une autre des racines ou des résidus de distillerie, une autre de l'eau ; un compartiment contiendra du sel.

Le bœuf pourra d'abord céder à la gourmandise et prendre en trop grande quantité les aliments qu'il préfère, mais son instinct lui fera bientôt sentir quelle est la proportion convenable, et, au bout de peu de jours, il prendra de chaque aliment la quantité suffisante pour que le tout compose la ration qui doit le mieux le nourrir, et par conséquent l'engraisser. Sa consommation étant alors devenue régulière, on n'aura plus chaque jour qu'à mettre dans les auges et les râteliers le foin, les tourteaux, les racines, etc., dans les quantités que le bœuf lui-même aura indiquées. Par cette méthode, on a la certitude que la ration est composée de la manière la plus favorable, et que la bête mange sans qu'on ait à craindre le dégoût une quantité d'aliments plus considérable que son estomac ne puisse supporter. On doit ainsi arriver à l'engraissement le plus prompt, par conséquent le plus économique. Cette manière d'engraisser à l'étable représente l'engraissement dans un bon pâturage, où le bœuf vit à discrétion dans l'herbe dont il se remplit complètement, mais dont il ne mange jamais trop.

Il y a dans bien des fermes un obstacle à l'introduction de ce mode d'engraissement, c'est qu'il demande plus de place et que les bœufs doivent être en liberté dans des compartiments, dans des boxes. Les avantages que je viens d'énumérer me semblent tels, qu'ils méritent au moins que l'on fasse des essais, et je me propose de les faire le plus tôt possible.

Les harnais des chevaux morveux.

On sait que la morve et le farcin sont deux maladies très-dangereuses pour l'espèce chevaline. On sait aussi qu'elles peuvent se communiquer à l'homme qui panse et gouverne l'animal malade.

De là on a été conduit à détruire les harnais des chevaux morts de ces maladies, dans la crainte que ces harnais ne communiquassent la maladie.

Un vétérinaire du département du Nord, M. Lemaire, s'est convaincu, par de nombreuses expériences, que ces harnais étaient parfaitement inoffensifs. Il a inoculé à des chevaux sains la bave et les autres matières laissées par les animaux malades sur les harnais, et jamais en aucun cas le mal ne s'est déclaré.

Aussi M. Lemaire conseille-t-il, dans le *Journal d'Agriculture* de Compiègne, de ne pas détruire ces harnais. Seulement, il invite à les nettoyer complètement; d'abord les laver à grande eau ou même avec de la lessive, puis les soumettre à un second lavage dans lequel on mêlera un peu de chlorure de chaux sec

Ces harnais pourront alors être employés sans le moindre scrupule pour les autres animaux bien portants du reste.

M. Lemaire ajoute qu'il s'est toujours bien trouvé de cette méthode, et que si quelquefois et malheureusement il lui a été possible de voir la maladie atteindre les autres animaux, il a remarqué que ceux-ci, comme les premiers, avaient été soumis aux mêmes causes de développement du mal, et qu'il était conséquemment impossible de croire à la transmission du mal par l'emploi des harnais contaminés et au préalable nettoyés par les moyens indiqués.

Chevaux à talons bas.

Ce sont des pieds auxquels la nature n'a pas donné la perfection. Les chevaux chez lesquels existe cette difformité sont sujets à un grand nombre de maux, dont le plus vulgaire est les blêmes. On doit avoir la précaution de les faire ferrer souvent et par des maréchaux expérimentés ; c'est ce que ne font pas tous les propriétaires de ces animaux. Un grand nombre (je devrais dire la plupart) ne font faire cette ferrure que lorsque l'autre est usée entièrement, et comment la font-ils ? avec de fortes éponges et de hauts crampons, et par des ouvriers inhabiles.

Les astucieux marchands de chevaux les font ferrer ainsi et trompent, par ce moyen, l'acheteur qui ne tarde pas à reconnaître, à la vue de la marche pénible et douloureuse de l'animal, qu'il a fait une mauvaise acquisition.

Les causes de cette infirmité proviennent quelquefois de la fourbure ou d'un travail excessif.

Pour y suppléer autant que possible, on doit, comme nous l'avons déjà dit, faire renouveler la ferrure très-souvent. On doit employer pour cela des fers couverts d'éponges suivies et étampées en pince autant que possible; ensuite, faire un bon ajustage d'après la conformation du pied, et relever la pince pour donner de l'allure et empêcher que l'animal ne se couronne. Puis, on pare le pied et on abat la pince jusqu'à la rosée. Ne mettez guère ou point de muraille ni de talon; seulement mettez moins de court pour éviter l'encastelure, c'est-à-dire l'étrécissement de la corne du sabot. Il ne faut pas que le fer porte sur la muraille.

En finissant, nous recommanderons fortement de ne pas faire usage de ce mauvais ajustage à bateaux : il contribue beaucoup à la boiterie. Le fer à planche lui est bien préférable sous tous les rapports pour ferrer les chevaux dont nous nous occupons, parce que sa disposition ne gêne pas l'animal.

Un exemple : Voyez les chevaux arabes, ils sont tous ferrés à planche, aussi sont-ils de très-bons coursiers.

(Extrait, en ce qui concerne la médecine vétérinaire, du journal l'*Industriel Français*.)

—

TABLE DES MATIÈRES.

DE LA MÉDECINE VÉTÉRINAIRE.

Chalon-s-S., Imp. de J. Dejussieu.

www.ingramcontent.com/pod-product-compliance
Ingram Content Group UK Ltd.
Pitfield, Milton Keynes, MK11 3LW, UK
UKHW020222180726
13838UKWH00005B/2135

9 782329 395760